AF314072

COMMENT SE CONSTITUE

UNE

LÉSION VALVULAIRE

DU CŒUR

PAR

Le docteur H. VAQUEZ

PROFESSEUR AGRÉGÉ A LA FACULTÉ DE MÉDECINE DE PARIS
MÉDECIN DE L'HÔPITAL SAINT-ANTOINE

PARIS

IMPRIMERIE DE LA *Semaine Médicale*

31, rue Croix-des-Petits-Champs, 31

1914

COMMENT SE CONSTITUE

UNE

LÉSION VALVULAIRE

DU CŒUR

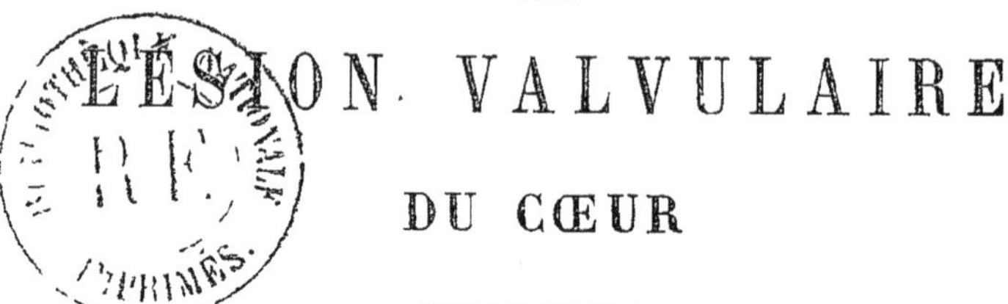

I

Parmi toutes les causes susceptibles de provoquer l'apparition d'une lésion valvulaire, la congénitalité est la première en date ; si son influence n'est pas discutée, son mode d'action est encore sujet à controverse.

Pour certains auteurs, la lésion cardiaque résulterait d'une infection transmise de la mère au fœtus pendant la vie intra-utérine. Pour d'autres, elle consisterait dans une simple malformation, liée à un arrêt de développement. Cette dernière théorie, défendue en premier lieu par von Rokitansky, nous paraît être celle qui rend le mieux compte des faits.

La théorie infectieuse est basée sur un argument soi-disant décisif, mais en réalité bien fragile. Il consiste dans la présence fréquente, au niveau des appareils valvulaires déformés, de végétations, d'indurations, en un mot de reliquats inflammatoires, témoignages considérés comme irrécusables d'un processus infectieux. Si l'existence de pareilles altérations n'est pas douteuse, par contre l'interprétation qu'on a voulu en donner est fort discutable. Un fait d'observation signalé par von Rokitansky suffit à l'ébranler. Cet auteur a montré que les lésions endocarditiques auxquelles on attribue tant d'importance étaient d'autant plus apparentes que le sujet était plus avancé en âge. Absentes ou très minimes à la naissance, elles ne sont définitivement constituées que longtemps après. Un cas rapporté par M. Potocki confirme pleinement cette assertion et en montre toute la valeur. Il concernait un enfant mort-né chez lequel il existait un rétrécissement de l'artère pulmonaire par soudure des valvules ; or, fait intéressant, les parois du diaphragme valvulaire étaient translucides et ne présentaient aucune trace de travail phlegmasique. Si cet enfant avait survécu quelques années et que l'on eût constaté alors, à l'autopsie, ces indurations, ces végétations si souvent signalées, on n'eût pas manqué de les rattacher à une infection antérieure à la déformation valvulaire, tandis qu'en réalité elles leur étaient postérieures. La pathologie cardiaque nous montre de fréquents exemples de faits analogues, et c'est une disposition très habituelle des organes vicieusement développés que d'appeler sur eux les localisations infectieuses.

On peut faire à la théorie infectieuse deux objections également graves : la première de ne s'appliquer qu'à un nombre très restreint de cas, les plus intéressants peut-être pour le médecin, mais somme toute assez exceptionnels, étant donnée la fréquence des cas tératologiques ; la seconde d'exiger, pour expliquer la seule malformation dont elle prétend rendre compte, c'est-à-dire le rétrécissement de l'artère pulmonaire avec inocclusion du septum, la réunion de conditions par trop inacceptables. Si l'on admet, a-t on dit, le postulat de l'origine infectieuse de la sténose pulmonaire, on sera logiquement conduit à comprendre que la gêne circulatoire qui en résulte créera un courant de dérivation vers la cloison intercavitaire non encore oblitérée et en empêchera à tout jamais l'occlusion. La thèse est séduisante, mais elle ne résiste pas à l'examen des faits. En effet, l'histoire du développement embryologique du cœur nous apprend que l'artère pulmonaire n'est définitivement constituée qu'à la fin de la septième semaine. Ce n'est donc qu'à ce moment et pas avant que l'infection devra évoluer pour produire la sténose valvulaire. Ce ne peut pas non plus être plus tard, car, une semaine après, le septum est à son tour constitué. Ainsi donc, il faut que l'infection apparaisse comme à point nommé à la fin de la septième semaine et qu'en une semaine tout au plus elle ait provoqué une sténose valvulaire suffisante pour rejeter le courant sanguin vers la cloison en train de se former. Pour qui connaît la lenteur habituelle de l’évolution des lésions endocarditiques, une pareille interprétation est vraiment inadmissible.

Par contre, la théorie qui rattache les lésions congénitales du cœur à un arrêt de développement nous paraît reposer sur des arguments plus solides. On sait que, de l’assentiment de la plupart des auteurs, elle convient à la grande majorité des malformations cardiaques : transpositions vasculaires, réduction du nombre des cavités, etc. Il n’est donc pas irrationnel de penser qu’elle puisse les expliquer toutes. Ce fait que l’arrêt de développement ait manifesté ses effets à une époque déterminée n’est pas surprenant, si l’on songe que cette époque correspond justement au moment où le développement du cœur atteint sa phase décisive et où il pourra le plus facilement subir le contre-coup d’une influence dystrophiante. Cette époque est celle pendant laquelle le bulbe artériel, en se divisant en deux parties, va donner naissance à l’aorte d’une part, et de l’autre à l’artère pulmonaire. Son cloisonnement incomplet provoquera des malformations qui retentiront, suivant les cas, sur l’un ou l’autre vaisseau et sur les autres parties du cœur, comme la cloison, qui sont en train de se constituer.

Enfin, il existe dans l’histoire nosologique des lésions congénitales du cœur deux particularités que la théorie infectieuse est incapable d’expliquer, tandis que la théorie adverse en rend plus aisément compte. C’est tout d’abord la coexistence fréquente de malformations diverses (hypospadias, bec-de-lièvre, syndactylie, etc.) avec les lésions cardiaques. C’est ensuite le caractère, parfois héréditaire, plus souvent familial, revêtu par ces lésions. Il y a, en effet, dans la science de nombreuses observations qui en témoignent. On a vu des lésions congénitales de même ordre, telles que le rétrécissement de l’artère pulmonaire, affecter plusieurs sujets d’une même famille, ou se retrouver dans plusieurs générations successives.

Les lésions valvulaires congénitales auxquelles on a le plus souvent affaire en clinique sont représentées par le rétrécissement de l’artère pulmonaire provoqué par la soudure anormale des valves sigmoïdes ou par le rétrécissement de l’aorte, qui dérive du même mécanisme. Il est exceptionnel qu'à la lésion de rétrécissement s'ajoute celle de l'insuffisance. On sait, de plus, que ces lésions une fois constituées sont incapables de rétrocéder; elles sont permanentes et incurables.

II

La fréquence des lésions valvulaires acquises l'emporte de beaucoup sur celle des lésions congénitales. Cela tient à la multiplicité des causes qui interviennent au cours de l'existence : infections diverses, troubles mécaniques, tendant à modifier subitement ou progressivement les conditions hydrauliques de la circulation, traumatismes, etc. Nous les étudierons successivement.

L'infection est, à coup sûr, parmi toutes ces causes, celle dont le rôle est le plus évident et aussi le plus varié, quant à ses effets. Tantôt la lésion valvulaire apparaît soudainement en quelques jours, au milieu d'un cortège de symptômes impressionnants, elle représente alors la localisation cardiaque d'une veritable septicémie à tendance suppurative, nécrosante ou ulcéreuse; tantôt elle évolue à bas bruit, pour n'être définitivement constituée que lorsque la maladie qui lui a donné naissance est depuis longtemps éteinte. Souvent ignorée à son début, elle ne sera reconnue incidemment parfois que plusieurs années après; sa découverte sera une véritable surprise.

L'endocardite infectieuse ou mieux ulcéreuse ou nécrosante qui accompagne les grandes septicémies provoque la formation de lésions valvulaires dans un laps de temps très court et par des mécanismes différents.

Parfois, répondant alors exactement à sa dénomination, elle détruit tout ou partie des valves sigmoïdes ou auriculoventriculaires, par un véritable travail de nécrose, et la lésion ainsi réalisée consiste toujours dans une insuffisance valvulaire, du moins si l'on considère ce qui se passe au début même de l'apparition des complications. Dans d'autres cas, l'insuffisance valvulaire, car c'est également d'elle qu'il s'agit alors, résulte de la rupture d'un des piliers des valves auriculoventriculaires. D'autres fois enfin, la lésion ne relève pas du même processus ulcéreux, mais d'une endocardite proliférante à marche aigue qui bouleverse rapidement les rapports des lames ou des bords valvulaires. Mais, bien qu'à plus longue échéance, l'effet est identique et la déformation valvulaire n'en est pas moins créée.

Les grandes infections revêtent aussi bien l'une et l'autre de ces deux formes anatomo-pathologiques. Cependant les septicémies streptococciques, comme l'infection purulente ou puerpérale, ont plus facilement tendance à produire la nécrose, les septicémies pneumococciques affectant plutôt l'allure végétante. Dans les deux cas, c'est le cœur gauche qui est principalement atteint et, suivant les faits, cette atteinte se traduit par une insuffisance aortique ou une insuffisance mitrale. Cependant il est à noter que certaines septicémies, comme la septicémie puerpérale, présentent une prédilection, toute relative d'ailleurs, pour le cœur droit, et c'est alors l'appareil sigmoïdien pulmonaire ou l'appareil tricuspidien qui est le siège principal des lésions.

Il est inutile d'ajouter que si ces septicémies graves qui ont donné naissance aux altérations valvulaires viennent à guérir, ces dernières n'en persistent pas moins. Ultérieurement alors une lésion de rétrécissement peut venir compliquer l'insuffisance valvulaire.

Toutes les affections qui revêtent dans leur évolution les caractères d'une septicémie, c'est-à-dire qui se propagent par voie sanguine, sont susceptibles de provoquer des localisations endocardiques aboutissant aux mêmes résultats que précédemment. Mais elles y arrivent d'autant plus lentement que l'infection est plus atténuée. Il est cependant difficile d'établir à leur sujet une hiérarchie immuable, telle ou telle de ces infections que l'on a coutume de considérer comme relativement bénignes pouvant, dans certaines circonstances, revêtir un caractère de malignité inaccoutumé. N'a-t-on pas vu la blennorrhagie, le rhumatisme provoquer parfois sur le cœur des complications aussi redoutables que l'aurait fait une septicémie streptococcique ou pneumococcique? L'inverse peut exister et nous avons eu récemment l'occasion de constater chez une jeune femme, qui quelques mois auparavant avait été atteinte d'une infection puerpérale des plus graves, la présence d'une insuffisance mitrale qui s'était constituée lentement sans que rien ait pu en faire soupçonner l'existence.

On voit donc qu'il y a, entre les endocardites malignes à tendance ulcéreuse, destructive ou simplement végétante et les endocardites dites plastiques, une série de formes intermédiaires qui relèvent du degré plus ou moins grand de virulence des germes infectieux.

Cependant, pour la commodité de la description, il est bon d'opposer aux endocardites à marche rapide les endocardites à marche lente et subaigue n'aboutissant à la production d'une lésion valvulaire qu'après quelques semaines ou quelques mois, alors souvent que l'infection qui leur aura donné naissance sera depuis longtemps éteinte.

Pour donner un tableau exact de cette évolution particulière de l'endocardite, on pourrait choisir, dans le groupe des maladies infectieuses, l'érysipèle, la scarlatine, les angines même qui, dans certaines circonstances, s'accompagnent de complications endocardiques. Mais il est d'usage que l'on s'adresse de préférence au rhumatisme articulaire aigu qui, comme l'a montré Bouillaud, est, par excellence, l'affection génératrice des lésions valvulaires chroniques.

Les rapports entre cette affection et les complications cardiaques qui l'accompagnent si fréquemment ne sont pas envisagés de la même façon par les auteurs. Certains, acceptant dans leurs termes étroits les lois fixées par Bouillaud, pensent que seules ou à peu près les polyarthrites fébriles suscitent l'éclosion de lésions endocardiques; d'autres, avec plus de raison, pensons-nous, estiment que chez l'enfant tous les rhumatismes, même les plus fugaces, sont susceptibles de provoquer des localisations de cet ordre.

La divergence est plus marquée encore en ce qui concerne l'échéance des lésions valvulaires irrémédiables. Alors qu'elle est considérée comme précoce par quelques auteurs, pour d'autres elle devrait être reculée à plusieurs semaines ou plus encore. A vrai dire, le nombre des observations probantes est assez limité, si l'on ne veut en conserver que celles qui comportent un examen méthodique et suffisamment prolongé du malade. Cependant, même en ne faisant état que de celles-ci, on se convainc facilement que la date d'apparition du souffle révélateur de la lésion organique n'est rien moins qu'immuable. Si certains auteurs l'ont considérée comme toujours précoce, c'est bien certainement qu'ils ont hâtivement interprété, comme symptomatiques d'une altération valvulaire, des souffles anorganiques, lesquels sont très fréquents dans la période fébrile du rhumatisme articulaire aigu. S'ils ont estimé que la date d'apparition du souffle vraiment organique ne pouvait pas être tardive, c'est qu'ils ont trop tôt perdu de vue leurs malades et dans le moment même où peut-être la lésion était en voie de constitution. Très souvent, en effet, l'évolution de la lésion endocardique qui se terminera par une déformation valvulaire chronique échappe à l'observateur, parce qu'elle ne donne lieu à aucun signe subjectif important et aussi parce qu'elle se prolonge bien au delà de l'affection qui lui a donné naissance, alors que l'attention n'a plus de raison d'être tenue en éveil. Ce ne sera que longtemps après, à propos d'un accident banal ou à l'occasion des premiers troubles fonctionnels, que l'on reconnaîtra l'existence d'une lésion, restée ignorée du malade aussi bien que du médecin qui lui aura tout d'abord donné ses soins.

Il n'est donc pas surprenant que les observations relatant exactement la date d'apparition d'une lésion valvulaire soient assez clairsemées. Potain en a rapporté une où l'évolution d'une lésion d'insuffisance aortique fut suivie jour par jour. Il y est noté que le souffle fut définitivement constitué le vingtième jour. M. Weill (de Lyon) vit une insuffisance mitrale donner lieu à son souffle révélateur le vingtième jour. Pour M. Barié, l'échéance serait souvent plus précoce. Nous avons eu, pour notre part, l'occasion de relever dans 9 cas le moment exact où se manifesta le souffle valvulaire. Ce fut habituellement du dixième au vingt-cinquième jour, plus exceptionnellement après le trentième jour.

Il est important de noter que les considérations précédentes ne s'appliquent qu'aux lésions d'insuffisance valvulaire. On chercherait vainement dans les observations des indications sur la date d'apparition des sténoses orificielles. C'est vraisemblablement parce que celles-ci se constituent avec une extrême lenteur. Cet avis n'est pas celui de tous les auteurs. M. Achalme dit notamment que, dans les recherches qu'il a faites sur l'évolution des endocardites expérimentales, les lésions de rétrécissement ont apparu plus vite que celles d'insuffisance. L'observation clinique ne confirme pas cette assertion, et il m'a été donné à deux reprises de m'assurer de la longue durée que met un rétrécissement mitral pour se constituer définitivement.

Dans un cas il s'agissait d'un malade que j'examinai en 1904 et qui était porteur d'un rétrécissement mitral dont l'évolution avait pu être suivie, pour ainsi dire, pas à pas d'abord par mon maître Potain, puis par moi-même. Ce sujet avait été examiné pour la première fois en 1890. Il était atteint à ce moment de lésions tuberculeuses à allure subaigue. L'auscultation du cœur révélait l'existence d'une dureté particulière du premier bruit avec accentuation du deuxième bruit de l'artère pulmonaire. Trois ans plus tard, les lésions pulmonaires ne s'étaient pas sensiblement aggravées, mais on notait à la pointe du cœur la présence d'un roulement présystolique. En 1904 enfin, époque où j'examinai le malade à mon tour et où me furent communiqués les renseignements sus-indiqués, la sténose mitrale se révélait par ses signes les plus indiscutables : roulement diastolique avec renforcement presystolique, dédoublement constant du deuxième bruit à la base, etc.

Un autre fait était relatif à une fillette chez laquelle le diagnostic de rétrécissement mitral pur, soupçonné à l'âge de quatre ans, ne put être définitivement confirmé que cinq ans plus tard, après plusieurs examens où l'affection devenait de plus en plus probable, mais non encore évidente.

Nous ne prétendons pas que le rétrécissement mitral mette, dans tous les cas, un laps de temps aussi long pour se constituer; il est même probable que lorsqu'il est associé à l'insuffisance mitrale il arrive plus vite à un degré où il est facilement reconnu; nous pensons cependant que, dans sa forme pure, il demande pour s'établir sûrement plusieurs mois et probablement même quelques années. C'est là, à notre avis, une des raisons qui ont fait admettre son origine congénitale. La constatation fortuite, chez un sujet encore jeune, d'une sténose mitrale, dont l'évolution a été jusqu'alors insoupçonnée, devait naturellement faire supposer qu'une pareille lésion ne pouvait remonter qu'à la naissance. Cette déduction, pour logique qu'elle paraisse être, ne nous semble pas défendable pour de multiples raisons qu'il serait trop long d'exposer ici.

III

Parmi les infections susceptibles de créer des lésions orificielles du cœur, il en est une qui demande une étude spéciale à cause de sa fréquence et de la diversité des altérations qu'elle provoque, c'est la syphilis.

L'existence d'endocardites syphilitiques primitives à localisation exclusivement valvulaire n'est pas encore établie sur des observations probantes. Par contre, il n'est pas douteux que les affections syphilitiques du myocarde et de l'aorte n'aboutissent fréquemment à la production de déformations des appareils valvulaires avec insuffisance ou rétrécissement consécutifs.

Etant donnée la prédilection toute spéciale avec laquelle la syphilis frappe l'aorte, il n'est pas étonnant que les valves sigmoïdes de l'aorte soient le plus habituellement le siège de ces déformations. L'insuffisance aortique d'origine syphilitique peut relever de deux causes : parfois, c'est le cas le plus fréquent, elle est due à l'extension progressive des lésions spécifiques de l'aorte ; elle évolue alors assez lentement ; plus exceptionnellement elle se manifeste soudainement avec son souffle révélateur, à la suite d'un effort violent. C'est ainsi que nous l'avons vu apparaître chez un sujet atteint d'aortite syphilitique subaigue, à la suite d'une chute un peu brusque sur les talons.

D'autres fois, l'insuffisance aortique est consécutive à une dilatation du vaisseau et elle affecte, à son début tout au moins, l'allure d'une insuffisance fonctionnelle. Nous eûmes récemment l'occasion d'en observer un exemple démonstratif. Il s'agissait d'un homme de cinquante ans, ancien syphilitique, qui fut pris subitement d'une crise de dilatation cardio-

aortique à la suite de laquelle apparut l'insuffisance. Sous l'influence du repos et d'un traitement approprié, l'insuffisance
disparut complètement. A aucun moment nous ne pensâmes
avoir guéri ainsi une endocardite sigmoïdienne syphilitique.
L'examen radioscopique nous montra, au contraire, que l'insuffisance avait coïncidé avec la dilatation aortique et rétrocédé
en même temps qu'elle.

La preuve de l'origine syphilitique des lésions mitrales est
plus difficile à établir. Elle doit au préalable s'appuyer sur la
constatation formelle de l'existence d'une myocardite syphilitique, constatation qui n'est pas toujours aisée pendant la vie
et qui est même souvent difficile après la mort. C'est dire que
l'insuffisance et le rétrécissement mitral syphilitiques sont
toujours consécutifs à une myocardite scléreuse spécifique.

Il est bien évident que, dans tous les cas, la présomption
du diagnostic doit être contrôlée par la recherche de la réac-
tion de Wassermann, laquelle s'est trouvée positive dans un
nombre considérable de cas, ayant principalement trait à la
localisation de l'infection sur les valves sigmoïdes aortiques.

IV

Il a régné pendant fort longtemps en médecine une tendance erronée à croire que les lésions des appareils valvu-
aires du cœur gauche ne sauraient relever que d'une cause
inflammatoire ou, pour mieux dire, infectieuse, alors que
celles qui atteignent le cœur droit, c'est-à-dire la valvule
tricuspide, seraient de préférence d'origine fonctionnelle. Si
la seconde partie de cette proposition est vraie, la première
n'est plus acceptable. Continuer à l'admettre, c'est mécon-
naître la solidarité qui règne entre les deux ventricules à l'état
pathologique comme à l'état physiologique.

Jusqu'à ces dernières années on n'imaginait pas que le
ventricule gauche, constitué par un muscle particulièrement
vigoureux, pût, quelle que fût d'ailleurs la pression qu'il eût à
soutenir, se distendre au point qu'il en résultât une insuffisance fonctionnelle des valvules de l'aorte ou de la mitrale. Sa
constitution anatomique paraissait l'en préserver et les expé-

riences qu'on avait faites sur le cadavre avaient semblé montrer qu'il était, en effet, à l'abri d'un pareil accident. Ces arguments sont, en réalité, bien fragiles. Si la complexion assez délicate du ventricule droit s'oppose effectivement à la forte constitution de son congénère, c'est que la pression qu'il a à supporter ne se compare en rien à celle qui agit sur le ventricule gauche ; mais des conditions pathologiques de même ordre sont capables de distendre aussi bien l'un et l'autre de ces réservoirs et de provoquer l'inocclusion temporaire ou définitive de leurs appareils valvulaires. Ces conditions sont : une diminution de la tonicité myocardique et un « à-coup » d'hypertension. Ce mécanisme, qui suffit à expliquer l'insuffisance fonctionnelle de l'orifice tricuspide, rend compte également de l'insuffisance relative des appareils valvulaires du cœur gauche.

On sait comment se constitue l'insuffisance tricuspidienne et comment elle évolue. Un sujet, porteur ou non d'une lésion valvulaire chronique, présente depuis un temps plus ou moins long des signes d'une insuffisance cardiaque progressive. L'œdème envahit les membres, les poumons s'encombrent de râles, le foie augmente de volume, et une congestion veineuse généralisée témoigne de l'intensité de la stase sanguine. L'examen objectif du cœur montre que les cavités droites tendent progressivement à se dilater et que la pointe est de plus en plus rejetée en dehors, vers la ligne axillaire. Puis un jour l'auscultation permet d'entendre au niveau de l'appendice xiphoïde un souffle systolique qui rend évidente l'existence d'une insuffisance tricuspidienne. Sous l'influence d'une médication appropriée, les accidents rétrocèdent, le cœur diminue de volume, le souffle préalablement entendu disparaît et l'on conclut, avec juste raison, que l'insuffisance tricuspidienne, dont la durée a été aussi transitoire, ne pouvait être que d'origine fonctionnelle. La preuve en est d'ailleurs fournie par les cas où, les troubles s'étant aggravés et ayant abouti à la mort, l'examen anatomique a permis de reconnaître que les valvules étaient exemptes de lésions et que l'insuffisance résultait d'une dilatation anormale de l'anneau d'insertion de ces appareils.

Il est facile d'expliquer la succession de ces phénomènes. C'est l'augmentation progressive de la tension dans la petite circulation qui a constitué le trouble initial, bientôt suivi d'une gêne analogue dans le ventricule droit. Le muscle cardiaque n'offre à cette hyperpression qu'une résistance momentanée et lorsque sa tonicité est vaincue, la cavité ventriculaire a toute latitude pour se distendre. L'agrandissement de l'orifice tricuspidien et l'insuffisance valvulaire qui en résulte sont les conséquences nécessaires et attendues de cette distension.

Un mécanisme pareil rend également compte des insuffisances des appareils valvulaires du cœur gauche. Cette assertion, malgré son apparence logique, n'est pas encore acceptée cependant par tous les auteurs. Potain, on le sait, se refusait à l'admettre. Les arguments qu'on lui opposait étaient d'ordre anatomique et expérimental ; depuis les recherches de MM. François-Franck et Lian ils ont cessé d'être valables. Comme la réalité de ces insuffisances découle péremptoirement de l'observation clinique, c'est à elle qu'il convient tout d'abord de s'adresser pour étudier la succession des phénomènes morbides.

Dans une première catégorie de faits, l'insuffisance mitrale, car c'est d'elle qu'il s'agit le plus souvent, s'établit brusquement de la façon suivante : un sujet atteint d'hypertension artérielle, avec ou sans sclérose rénale, présente depuis plus ou moins longtemps de la dyspnée d'effort, parfois un peu d'oppression nocturne, et une légère douleur de la région précordiale dans la marche : symptômes peu marqués d'ailleurs et permettant une existence en apparence normale.

Un soir il s'est couché à son heure habituelle, s'étant fatigué peut-être un peu plus qu'à l'ordinaire, ou après avoir fait un repas trop copieux; il s'endort cependant paisiblement. Au milieu de la nuit il est réveillé par une sensation incommode de pesanteur dans la région précordiale avec de l'oppression. L'une et l'autre augmentent rapidement d'intensité, puis, quelques minutes à peine après, éclate une douleur angoissante terrible, avec sueurs froides, pâleur du visage, petitesse du pouls. Le sujet est alors dans un état d'anxiété extrême où il lui semble que la vie va devenir impossible; il est assis sur son lit, la main comprimant la région précordiale et en véritable orthopnée. Plusieurs heures se passent ainsi à peine entrecoupées de faibles rémissions, suivies de paroxysmes encore plus effrayants, et, lorsqu arrive le matin, un calme relatif succède à cette nuit d'agitation. Quand on l'examine alors, on constate que le pouls est encore rapide, qu'il y a dans la poitrine des râles disséminés ayant provoqué une expectoration saumonée, qui parfois persiste encore. Le cœur manifestement augmenté de volume est rejeté vers la gauche, sa pointe venant battre au dessous du mamelon et un peu en dehors. A l'auscultation on note l'existence d'un souffle systolique mitral, phénomène inconnu jusqu'alors chez le malade. La tension artérielle est manifestement abaissée, souvent de 4 à 5 centimètres de mercure.

On a eu affaire à un sujet qui a subitement fait un accès de dilatation aigue du cœur avec asthme cardiaque, œdème pulmonaire, dilatation qui s'est terminée par une insuffisance fonctionnelle de l'orifice mitral.

Tous les cas de cet ordre ne se terminent pas de même façon. D'abord il peut arriver que la mort survienne au cours de l'accès. Ou bien celui-ci s'achève en laissant les choses en l'état où elles étaient auparavant et sans que la valvule mitrale ait été forcée. Mais lorsque les accidents évoluent de la façon que nous avons décrite, il n'est pas possible de mettre en doute la réalité de l'insuffisance fonctionnelle de la mitrale ni de se méprendre sur l'enchaînement des phénomènes qui l'ont provoquée.

Ajoutons enfin qu'une pareille insuffisance, une fois qu'elle s'est produite au cours d'accidents de cet ordre, n'a que peu de tendance à rétrocéder. Si l'on n'a pas assisté à la scène que nous avons décrite, si l'on ignore l'existence de pareilles insuffisances et si l'on a seulement l'occasion d'examiner le sujet plus ou moins longtemps après et alors qu'il présentera des accidents asystoliques, on sera naturellement porté à commettre une erreur grossière en imputant à une endocardite méconnue et ancienne une lésion toute récente et d'ordre purement mécanique.

Toutes les insuffisances fonctionnelles ne se produisent pas avec la même brusquerie, mais il est fréquent cependant qu'elles se constituent de toutes pièces dans un assez court espace de temps. C'est ce que l'on constate dans les cas où la dilatation cardiaque, au lieu d'avoir été subite, a été seulement progressive. Ici le sujet passe insensiblement de la phase d'hypertension à celle d'insuffisance cardiaque. Le plus bel exemple qu'il nous a été donné d'en observer eut malheureusement trait à un de nos collègues atteint de sclérose rénale à évolution lente avec hypertension considérable mesurant 26 centimètres à l'appareil de Potain, hypertrophie cardiaque et bruit de galop. Pendant des mois, il fut affecté de crises nocturnes d'oppression qui lui rendaient la vie insupportable. Nous assistâmes à la dilatation progressive de son cœur dont la pointe se rejeta de plus en plus dehors, en même temps que le foie se congestionnait et que la poitrine se remplissait de râles. Un jour, cependant, il nous annonça avec satisfaction que son oppression avait cédé comme par enchantement. En l'examinant, nous nous aperçûmes qu'il était en plein état d'anasarque et que le cœur présentait à l'auscultation deux souffles systoliques bien distincts, l'un d'insuffisance mitrale, l'autre d'insuffisance tricuspidienne. La tension artérielle était tombée à 12 centimètres de mercure. Ce pauvre malade succomba, quelques semaines après, en asystolie. Nous avions été frappé de l'amélioration inattendue et malheureusement trop courte qui avait été réalisée par la production de cette double insuffisance fonctionnelle : c'était pour nous une chose toute nouvelle. Mais elle n'avait pas échappé à la clairvoyante observation de Traube, qui lui a consacré une de ses plus belles leçons cliniques sous ce titre qui en résume tout l'intérêt : « Sclérose de l'appareil aortique avec angine de poitrine ; amélioration des phénomènes douloureux coïncidant avec la production d'une insuffisance mitrale, suivie d'anasarque ».

Nous eûmes, d'autres fois, l'occasion d'assister à des scènes pathologiques analogues. Dans certains cas même, la survie, qui avait paru tout à fait impossible eu égard à l'intensité des accidents tout d'abord constatés, se prolongea pendant des mois et même des années ; dans un d'entre eux, l'insuffisance s'était produite en quelques jours, au milieu d'un cortège de troubles effrayants et au cours d'une asystolie aigue. Le malade qui en fut victime put, après quelques semaines, reprendre toutes ses occupations et mener une vie en apparence normale pendant dix-huit mois. Sa pression artérielle, qui oscillait jusqu'alors entre 20 et 22 centimètres de mercure, était retombée d'abord à 15 centimètres pour remonter ensuite progressivement à 18. Le souffle d'insuffisance mitrale à l'apparition duquel nous avions assisté persista définitivement. Une nouvelle crise d'asystolie vient de clore la série de ces troubles complètement inexplicables pour celui qui n'aurait pas assisté aux accidents que nous venons de rapporter. Aurait-il pu supposer que l'insuffisance mitrale, dûment constatée, n'était que la conséquence et nullement la cause des troubles de l'appareil circulatoire ?

Cependant, dans ces cas que nous avons pris pour exemples, la filiation des phénomènes s'établit très logiquement : leur interprétation ne saurait soulever aucun doute. Si l'on comprend bien l'enchaînement de ces faits, peut-être pourra-t-on s'expliquer plus aisément la présence de souffles valvulaires chez les sujets atteints d'hypertension artérielle, souffles dont on ignore la date exacte d'apparition et qui ne semblent relever d'aucune infection antérieure.

Le plus souvent c'est d'adultes ou de sujets assez avancés en âge qu'il s'agit. Les troubles dont ils se plaignent n'ont que des rapports lointains avec ceux d'une affection cardiaque et relèvent plutôt d'une sclérose rénale à évolution lente avec hypertension artérielle. On est surpris alors, en les examinant, de constater au cœur la présence d'une insuffisance valvulaire, soit de l'orifice aortique, soit de l'orifice mitral. Dans le premier cas, l'explication qui vient logiquement à l'esprit est que la sclérose aortique dont sont d'ordinaire affectés ces malades, s'est propagée à l'appareil sigmoïdien. L'insuffisance aortique qui en est résultée, accompagnée ou non de rétrécissement, doit être alors rangée dans ces insuffisances d'origine artérielle, bien étudiées par Traube, Peter, et Huchard, en opposition avec les insuffisances d'origine endocardique. La même interprétation est-elle plausible pour les cas où il s'agit d'une insuffisance mitrale? La chose paraît tout d'abord assez improbable, étant donné que l'éloignement de l'appareil valvulaire mitral semble le mettre à l'abri de la sclérose qui a envahi le système artériel. Elle n'est cependant pas impossible et elle a été considérée comme telle par un assez grand nombre d'auteurs. Ce serait alors la sclérose myocardique, si fréquente dans l'hypertrophie cardiaque de la sclérose rénale, qui, en s'étendant aux piliers de la mitrale et aux bords valvulaires eux-mêmes, aurait été la cause efficiente de l'inocclusion de l'orifice, inocclusion qui peut, elle aussi, s'accompagner de rétrécissement. Huchard a spécialement insisté sur cette forme particulière de sténose que l'on rencontre chez les sujets d'un certain âge atteints d'hypertension artérielle avec gros cœur. Il l'a rattachée au processus que nous venons de décrire. Son interprétation n'a rien d'irrationnel. Peut-elle s'appliquer à tous les cas, notamment à ceux où l'insuffisance mitrale reste pure ? Cela est possible, mais on peut, avec non moins de raison, penser qu'il s'est produit progressivement et silencieusement chez de tels sujets une dilatation du ventricule gauche, ayant comme conséquence une insuffisance fonctionnelle, analogue à celle que nous avons vu apparaître à la suite des dilatations aigues du cœur. Il ne faut pas oublier, en effet, qu'assez habituellement, en pareille circonstance, le cœur est manifestement augmenté de volume, que la pointe en est abaissée, ce qui témoigne d'une hypertrophie notable du ventricule gauche, et qu'il existe très souvent un bruit de galop, signifiant que ce ventricule gauche ainsi hypertrophié est en même temps dilaté.

En résumé, il est possible que l'un et l'autre de ces processus aient leur part dans la production de ces lésions valvulaires des hypertendus, et ce qu'il faut retenir surtout c'est que leur existence n'est pas douteuse, fréquente même, et qu'elles n'ont aucune relation avec une inflammation endocardique que l'on chercherait vainement chez de tels malades.

L'histoire clinique de ces lésions valvulaires qui se sont silencieusement développées à la suite de l'hypertension artérielle comporte une autre particularité intéressante : c'est la facilité avec laquelle elles sont tolérées par l'organisme et l'absence des troubles qui accompagnent habituellement ces mêmes lésions, d'origine endocardique. On ne peut se défendre alors d'admettre que l'insuffisance de l'appareil aortique ou de l'appareil mitral, principalement de ce dernier, joue un rôle utile dans la régulation des troubles circulatoires qui accompagnent d'ordinaire l'hypertension artérielle. De même que l'insuffisance tricuspidienne, en ouvrant la porte de la petite circulation, apporte souvent un soulagement notable aux accidents respiratoires dont souffrent les asystoliques, de même l'insuffisance mitrale soulage le ventricule gauche et le système aortique de la fatigue qui résulte de l'élévation anormale de la pression vasculaire. Ainsi, la remarque faite par Traube et relative à l'atténuation qu'une insuffisance mitrale apporte aux souffrances des malades atteints de sclérose vasculaire n'est pas valable seulement pour les cas aigus, où la dilatation cardiaque et l'insuffisance valvulaire se sont produites rapidement, elle s'étend à tous ceux où l'insuffisance existe, de quelque façon qu'elle ait apparu.

Nous en aurions fini avec cette délicate question des insuffisances valvulaires fonctionnelles si, dans ces dernières années, on n'avait pas attiré l'attention sur un nombre de faits, connus à coup sûr depuis longtemps, mais dont l'interprétation était restée imprécise. Ces faits sont relatifs à l'apparition fréquente de bruits de souffles systoliques mitraux au cours de l'arythmie perpétuelle ou dans la maladie d'Adams Stokes. L'idée que l'on s'en était faite était que ces souffles étaient liés à une insuffisance fonctionnelle de la valvule, probablement consécutive elle même à une dilatation du ventricule. Or, l'examen clinique, appuyé sur les données certaines de la radiologie, a montré que ce mécanisme ne saurait être invoqué dans nombre de cas de cet ordre. Il fallait donc chercher une autre explication. Il semble bien qu'on l'ait enfin trouvée. Elle paraît actuellement très plausible, car elle repose sur des constatations physiologiques et sur des caractères cliniques indiscutables.

Les recherches de M. von Baumgarten, de M. von Krehl et

de M. Luciani ont montré que la systole auriculaire qui achève la réplétion du ventricule a également pour effet de contribuer à l'occlusion des valves auriculo-ventriculaires. C'est grâce à elle que ces valves sont préparées à supporter la poussée de la systole ventriculaire. MM. Henderson et Johnson ont, en effet, prouvé expérimentalement la réalité de la fermetuie présystolique de l'appareil valvulaire. Or, étant donné le moment même où se produit cette fermeture, celle-ci ne saurait être liée qu'à un acte auriculaire. On comprend ainsi fort bien que si, pour une raison quelconque, cet acte auriculaire ne se produit pas, les valves mitrales ou tricuspidiennes ne seront pas en état de résister à la contraction active du ventriculaire ; il en résultera un léger reflux du sang vers les oreillettes et une insuffisance valvulaire relative.

Ceci étant admis, on sera en mesure de prévoir dans quelles circonstances apparaîtront de pareilles insuffisances ; ce sera dans les cas où la contraction ventriculaire n'est pas précédée d'une contraction auriculaire : dans l'arythmie perpétuelle où l'activité de l'oreillette est suspendue et dans le syndrome d'Adams-Stokes, avec dissociation complète, où le jeu des ventricules est devenu indépendant de celui des oreillettes. Or, c'est justement dans ces deux éventualités que l'on observe des souffles systoliques mitraux indépendants de toute dilatation de la cavité ventriculaire. MM. Clarac et Pezzi, dans une analyse très minutieuse qu'ils ont faite des phénomènes stéthoscopiques au cours du syndrome d'Adams-Stokes, ont montré que le souffle systolique mitral, si fréquemment entendu, était lié, à son début tout au moins, au mode défectueux de fermeture des appareils valvulaires. M. Lewis a fait la même démonstration en ce qui concerne l'arythmie perpétuelle.

On voit, en résumé, que l'insuffisance fonctionnelle de la mitrale ressortit à des mécanismes très différents ; ainsi s'explique que son mode d'apparition et que sa signification soient également très dissemblables. Mais, quelle que soit son origine, elle a pour effet, lorsqu'elle a persisté pendant un certain temps, de se transformer en une lésion définitive, organiquement constituée. Cela explique, une fois de plus, que, pour l'anatomo-pathologiste, dont l'examen est d'ordinaire assez tardif, la différenciation de ces diverses variétés d'insuffisances soit radicalement impossible et qu'il appartienne au clinicien seul de pouvoir l'effectuer.

V

Il est de notion aujourd'hui courante que les traumatismes, principalement ceux qui atteignent le thorax, sont capables de déterminer des lésions organiques du cœur. Il n'est pas besoin pour cela que le choc ait concurremment provoqué de grands délabrements du squelette ou des parties molles. Le simple « contre-coup » suffit à expliquer la formation de lésions d'insuffisance valvulaire, car c'est d'elles qu'il s'agit toujours, c'est du moins ce que la clinique et l'expérimentation s'accordent à admettre.

Dans des recherches de laboratoire, déjà anciennes, effectuées par Potain et M. Barié, des ruptures valvulaires ont pu être réalisées par des chocs violents portés sur le thorax, même lorsque les valvules étaient absolument saines. On comprend que ces ruptures se produisent encore plus aisément si ces appareils ont été antérieurement touchés par un processus morbide. Voici deux exemples qui montrent à la fois la réalité des insuffisances valvulaires traumatiques et le rôle important joué par l'état morbide antérieur dans la genèse de ces insuffisances.

Un cavalier âgé de vingt ans, de constitution robuste, voulant sauter en selle manque son effort et retombe sur le sol que sa poitrine frappe violemment. Il se relève péniblement et accuse une sensation d'atroce douleur dans la région rétrosternale avec gêne respiratoire intense et expectoration spumeuse et sanguinolente. En l'examinant on constate l'existence d'une insuffisance aortique. Ici tout porte à croire que les sigmoïdes artérielles étaient saines. Mais la violence du choc surprenant un sujet au moment où, sous l'influence de l'émotion, le thorax était en inspiration forcée a suffi à provoquer à elle seule la déchirure d'une des valvules de l'aorte. Ce fait a été observé par nous à l'époque de notre service militaire. Nombre d'autres, absolument analogues, ont été publiés par divers auteurs.

Dans un autre cas, le traumatisme a été insignifiant mais l'aorte était antérieurement malade. Un sujet, voulant descendre d'un omnibus en marche, se reçoit mal et tombe violemment sur ses talons. A ce moment il ressent dans la poitrine une douleur vive, comme une déchirure, avec irradiations dans les bras ; quelques minutes après, au moment où il commençait à se remettre de sa commotion, il perçoit, montant de sa poitrine vers la tête, un bruit intermittent de ronflement, bruit qu'il entendait encore lorsque nous l'examinâmes, peu de jours après l'accident. Il était lié à l'existence d'une insuffisance aortique et, comme il n'avait pu être perçu antérieurement par le malade, il suffisait à établir d'une façon péremptoire la relation de l'insuffisance avec le traumatisme. Mais comment un choc à distance causant à vrai dire un ébranlement violent de tout l'organisme, avait-il pu déterminer la rupture d'une des valves sigmoïdes ? Un examen plus attentif nous l'apprit. Ce sujet était syphilitique, et la syphilis avait provoqué des altérations organiques profondes, car on notait l'existence de troubles du système nerveux d'ordre tabétique : signe d'Argyll Robertson, perte des réflexes rotuliens, etc. Enfin, la percussion permettait de constater une dilatation notable de la crosse aortique.

MM. Claisse et Joltrain ont rapporté un cas un peu semblable où le rôle favorisant de la syphilis, dans la production d'une insuffisance aortique traumatique, n'est également pas douteux. Comme le nôtre, leur malade eut conscience de sa lésion, dès le moment où elle se produisit, par la perception du bruit de ronflement intermittent et rythmé dont nous avons parlé. Le fait n'est pas exceptionnel ; il a été noté également dans d'autres observations. Il y a donc lieu de le considérer comme un signe fréquent de l'insuffisance aortique de cause traumatique. Il faut ajouter, enfin, que ce bruit devient rapidement pour les malades l'objet d'une obsession pénible, irritante et qu'il les porte à un véritable état neurasthénique. Heureusement qu'il cesse très souvent de se faire entendre, après quelques jours ou quelques semaines, sans que l'on sache la raison de ce fait, car l'examen objectif ne permet de noter aucune différence dans les signes fournis par la lésion.

L'insuffisance aortique, créée par le traumatisme peut-elle disparaître ? Elle a persisté dans les cas que nous avons observés comme dans la majorité de ceux qui ont été publiés. Cependant von Leyden a rapporté en 1892 un fait exceptionnel de guérison d'une insuffisance de cette nature. La lésion avait été dûment constatée pendant la vie, puis elle avait disparu. Après la mort survenue ultérieurement pour une toute autre cause, on retrouva nettement les traces d'une altération valvulaire, mais il n'y avait plus d'insuffisance de l'orifice aortique.

D'après une observation tirée de la clinique de von Bamberger, le traumatisme pourrait provoquer la rupture des appareils sigmoïdes de l'artère pulmonaire; ce fait est à citer d'ailleurs pour mémoire, car il n'en a pas été publié d'autre.

Pour en terminer avec les insuffisances des valvules artérielles d'origine traumatique, disons que dans tous les cas qui ont été rapportés on constatait une symptomatologie objective absolument analogue à celle des insuffisances par endocardite. Les signes périphériques notamment étaient au complet. Quant à l'évolution ultérieure de l'affection, elle n'a pas été l'objet d'une étude particulière. Dans les cas où la lésion a été suivie de mort à brève échéance, il existait des altérations complexes du vaisseau et notamment des ruptures des tuniques de l'aorte à son origine.

L'insuffisance mitrale d'origine traumatique n'est pas plus discutable que l'insuffisance aortique de même cause. Il en a été publié dans ces derniers temps quelques observations qui en rendent l'existence absolument certaine. Cette lésion semble seulement beaucoup plus rare. Le mécanisme qui provoque la formation d'une insuffisance mitrale traumatique est d'ailleurs tout à fait conforme à celui qui est réalisé par l'expérimentation. L'insuffisance ne résulte d'ordinaire pas de la déchirure d'une des valves de la mitrale, bien que le fait puisse exceptionnellement se produire, mais plutôt de la rupture d'un des piliers de l'appareil valvulaire. C'est ce que Potain et M. Barié ont constaté dans leurs expériences; c'est également ce que nous apprend la clinique. Celle-ci, en effet, dans nombre d'observations, nous permet de prendre sur le fait l'insuffisance mitrale et la cause qui lui a donné naissance. En voici un cas particulièrement démonstratif.

Un homme de cinquante ans qui travaillait au haut d'un puits de forage est précipité accidentellement d'une hauteur de 8 à 10 mètres. Conduit à l'hôpital, il y est reconnu atteint d'une fracture du crâne dont il guérit. Notre collègue, M Schwartz, avait constaté alors l'existence d'un souffle dans la région précordiale, souffle au sujet duquel il nous demanda notre avis. Il n'y avait aucune difficulté à reconnaître qu'il était en rapport avec une insuffisance mitrale. Il restait à savoir si cette insuffisance avait bien été provoquée par le traumatisme. Or, cela ne paraissait pas douteux, d'après les indications mêmes fournies par l'auscultation.

Celle-ci permettait, en effet, de reconnaître un double foyer au souffle systolique de la région de la pointe, l'un franchement apexien, l'autre préventriculaire. A la pointe, le bruit était à timbre aigu ; au niveau du ventricule gauche, il était à tonalité basse et vibrante. Le souffle systolique apexien témoignait de l'existence d'une insuffisance mitrale ; le bruit de ronflement à type de « bruit de guimbarde » ne pouvait dépendre que de la rupture d'un des piliers de la valve mitrale. Sa présence rendait indiscutable le rôle du traumatisme dans la production de la lésion valvulaire. Il disparut après quelques semaines, ne laissant subsister que le souffle aigu d'insuffisance. Un fait tout à fait analogue a été publié ultérieurement par MM. Souques et Harvier.

Dans les cas précédents, il était relativement facile d'établir une relation certaine, tout au moins au point de vue chronologique, entre l'accident causal et la lésion valvulaire. Mais cela est bien plus malaisé lorsque le sujet n'est examiné que plusieurs mois après le traumatisme et lorsque, dans les premiers jours qui l'ont suivi, il n'existait assurément aucune lésion d'orifice. Si une pareille lésion est reconnue à une époque ultérieure, l'absence d'autre condition provocatrice que le traumatisme est-elle une raison suffisante pour affirmer que ce dernier doit être seul incriminé ? En d'autres termes, est-on en droit aujourd'hui de conclure qu'il n'y a de vraiment traumatiques que les lésions qui apparaissent soudainement après un accident? Une pareille conclusion serait excessive, au dire de certains auteurs qui prétendent que le traumatisme est capable, à côté des altérations brutales que nous venons de décrire, de provoquer la formation de foyers myocarditiques ou endocarditiques susceptibles de donner ultérieurement naissance à des déformations valvulaires, aboutissant elles-mêmes à des lésions orificielles. M. le professeur Thoinot a signalé des cas où, au milieu des lésions multiples qui avaient occasionné immédiatement la mort, on constatait, en plus, de petites altérations myocardiques localisées ou diffuses, dont l'avenir, si le sujet avait survécu, aurait constitué une véritable énigme. Ces foyers auraient-ils rétrocédé complètement, n'auraient-ils pas abouti à la formation d'une lésion déterminée du cœur, orificielle peut-être? C'est là un problème qu'il serait intéressant de voir résolu, nombre de sujets pouvant, après avoir subi un traumatisme grave mais non mortel, être porteurs de lésions semblables à celles qui viennent d'être décrites. Qu'il nous suffise de dire que la question des séquelles endocarditiques ou des endomyocardites consécutives aux traumatismes, soulevée par les travaux de ces dernières années, n'est pas encore susceptible de conclusion, mais qu'elle mérite de retenir l'attention.

VI

Cette étude des conditions pathologiques des lésions valvulaires du cœur, malgré le développement que nous avons cru nécessaire de lui donner, n'est cependant pas encore complète. Elle n'englobe pas, en effet, la totalité des cas présentés par l'observation clinique. Ceux qui sont restés en dehors de son cadre concernent des sujets déjà avancés en âge et qui sont porteurs de lésions aortiques ou mitrales, mais principalement aortiques, que l'on ne peut rattacher à aucun des processus précédents ou qui, s'ils s'y rattachent, doivent cependant recevoir une interprétation spéciale.

Les sujets que nous avons en vue ont, comme nous l'avons dit, habituellement dépassé l'âge moyen de la vie. La lésion dont ils sont atteints, qui consiste le plus souvent dans un

rétrécissement ou une insuffisance aortique, est reconnue
incidemment ou à l'occasion de signes révélateurs d'une débi-
lité cardiaque. A un examen un peu attentif on se convainc
facilement que l'altération valvulaire ne constitue qu'un épi-
phénomène survenu au cours d'une affection généralisée du
système vasculaire. C'est la sclérose artérielle qui domine la
scène et celle-ci se révèle, en dehors de ses symptômes locaux
habituels, par un signe qui l'accompagne très fréquemment et
qui la précède, selon toute vraisemblance : l'augmentation
anormale de la pression vasculaire. On reconnaît là une des
formes particulières de l'insuffisance aortique, l'insuffisance
endartéritique ou artérielle si bien individualisée par Traube
et par Peter.

Chez de tels malades toute recherche dans le domaine étio-
logique reste vaine. Aucune notion de maladie infectieuse
antérieure ; parfois cependant et plus fréquemment peut-être
que dans toute autre circonstance la syphilis pourrait être
incriminée, elle est toutefois loin d'être constante ; pas de
traumatisme ou, s'il s'en est trouvé, celui-ci n'a assurément
joué qu'un rôle occasionnel comme dans les cas que nous avons
rapportés. On reste donc en présence de ces trois éléments :
lésion valvulaire, sclérose artérielle généralisée, hypertension. Immédiatement se pose la question de savoir l'ordre
de préséance auquel ils ont obéi. A cette question la réponse
a été donnée péremptoire par les recherches de S. Kirkes et
de Traube. C'est l'hypertension qui commande la sclérose
vasculaire et la sclérose vasculaire précède la lésion valvulaire.

Les deux premiers auteurs que nous venons de citer ont
appuyé l'interprétation qu'ils ont donnée de ces différents
phénomènes sur les données de l'observation clinique. Traube
l'a confirmée et lui a apporté l'appoint d'une constatation anatomique qui a la valeur d'un fait expérimental. Cette constatation anatomique nous l'avons contrôlée à notre tour. Elle
prouve jusqu'à l'évidence que l'hypertension est génératrice
de sclérose vasculaire. Chez une jeune fille de dix-huit ans,
atteinte depuis l'enfance d'un double rétrécissement mitral et
tricuspidien et qui avait succombé à la suite d'hémorrhagies

pulmonaires par infarctus, nous avons noté une sclérose généralisée de l'artère pulmonaire et de ses branches avec une intégrité absolue du système aortique. Cette sclérose de l'artère pulmonaire ne pouvait évidemment être imputée qu'à l'élévation anormale de la pression dans la petite circulation. Cette hypertension pulmonaire, habituelle au cours des lésions mitrales, était rendue excessive ici du fait de la sténose tricuspidienne qui s'opposait à toute dilatation fonctionnelle de l'orifice auriculo-ventriculaire droit.

Si l'on transporte cette notion dans le domaine de la grande circulation, on comprendra aisément qu'une hypertension artérielle, en faisant sentir ses effets sur le tronc même de l'aorte et à son origine, y provoque une sclérose qui envahira progressivement le vaisseau et qui, à un certain moment, ne manquera pas d'intéresser les valves sigmoïdes elles-mêmes. A l'autopsie de ces sujets on note donc, en plus de la lésion valvulaire, rétrécissement ou insuffisance, une altération étendue de l'aorte avec dilatation du vaisseau, comme dans la maladie de Hodgson ; la lésion valvulaire n'apparaît au milieu de cette sclérose généralisée que comme un simple accident de localisation. N'est-ce pas la confirmation des données cliniques établies par Traube et par Peter et la justification de la distinction qu'ils ont faite des lésions aortiques d'origine endocardique et des lésions aortiques d'origine endaortique ?

L'évolution des lésions valvulaires de cette nature est habituellement lente et silencieuse, sa lenteur même permettant au cœur de s'adapter progressivement aux altérations orificielles ainsi créées.

Parfois, cependant, il sera possible de prendre sur le fait l'établissement même de la lésion. On sera alors surpris de voir combien sont minimes les causes provocatrices et avec quelle facilité elles réalisent une altération valvulaire définitive. Un homme de soixante-dix-huit ans, atteint de sclérose vasculaire généralisée avec hypertension, n'était porteur d'aucune lésion orificielle du cœur jusqu'au jour où il contracta une angine phlegmoneuse avec température élevée. Celle-ci était guérie depuis quelques jours, lorsque nous eûmes, à notre grande surprise, l'occasion de constater l'existence d'une insuffisance aortique. Nul doute que l'infection septicémique dont le sujet avait été atteint eût dans ce cas, en se localisant au niveau des valvules sigmoïdes, parfait une lésion qui sans cette occasion se serait très probablement révélée cependant peu de temps après. Rappellerons-nous encore l'histoire de cet homme qui, après une chute un peu brusque sur les talons, entendit, c'est l'expression dans le cas présent, se constituer une lésion d'insuffisance aortique qui trouvait sa cause plus lointaine dans une altération déjà étendue et ancienne de l'aorte ?

Ces lésions valvulaires diverses, apparaissant lentement ou soudainement comme de simples épiphénomènes au cours de l'hypertension artérielle ou de l'artériosclérose, n'ajoutent, en général, pas grande gravité à l'état antérieur du malade.

Que de fois n'a-t-on pas l'occasion de remarquer que des sujets ayant atteint déjà l'âge de la vieillesse sont porteurs d'un rétrécissement ou d'une insuffisance aortique, qui ne semble gêner en rien leur existence ni le fonctionnement normal de leur cœur ! Cinq, dix ans même, se seront écoulés depuis le jour où, pour la première fois, on aura reconnu la lésion orificielle, et, après ce temps, la lésion sera toujours la même, ne déterminant ni plus ni moins d'accidents qu'au premier examen. C'est que, si la tension artérielle est restée toujours aussi haute, si la sclérose vasculaire n'a pas rétrocédé, l'adaptation de l'organisme n'a pas été troublée par une progression trop rapide de ces phénomènes pathologiques. C'est à coup sûr un état d'équilibre instable, mais qui, cependant, suffit à bien des vieillards pour poursuivre pendant un temps encore assez long une carrière que l'on aurait cru tout d'abord devoir être très abrégée si l'on n'avait pas présentes à l'esprit les conditions dans lesquelles sont survenues les lésions dont ces sujets sont porteurs et celles qui leur permettent de bien les supporter.